FACULTÉ DE MÉDECINE DE PARIS. N° 42.

THÈSE

POUR

LE DOCTORAT EN MÉDECINE,

Présentée et soutenue le 26 *mars* 1861,

Par ÉMILE MASSAIS,

né à Gennes-sur-Seiche (Ille-et-Vilaine),

Médecin sous-Aide-Major.

ESSAI SUR LE GOITRE OBSERVÉ DANS LES HAUTES-ALPES ET EN PARTICULIER DANS LE BRIANÇONNAIS.

QUELQUES CONSIDÉRATIONS SUR LE CRÉTINISME.

Le Candidat répondra aux questions qui lui seront faites sur les diverses parties de l'enseignement médical.

PARIS.

RIGNOUX, IMPRIMEUR DE LA FACULTÉ DE MÉDECINE,

rue Monsieur-le-Prince, 31.

1861

FACULTÉ DE MÉDECINE DE PARIS.

Professeurs.

M. le Baron P. DUBOIS, doyen.	MM.
Anatomie	JARJAVAY.
Physiologie	LONGET.
Physique médicale	GAVARRET.
Histoire naturelle médicale	MOQUIN-TANDON.
Chimie organique et chimie minérale	WURTZ.
Pharmacologie	REGNAULD.
Hygiène	BOUCHARDAT.
Pathologie médicale	N. GUILLOT. MONNERET, Président.
Pathologie chirurgicale	DENONVILLIERS. GOSSELIN.
Anatomie pathologique	CRUVEILHIER.
Pathologie et thérapeutique générales	ANDRAL.
Opérations et appareils	MALGAIGNE.
Thérapeutique et matière médicale	GRISOLLE.
Médecine légale	ADELON, Examinateur.
Accouchements, maladies des femmes en couches et des enfants nouveau-nés	MOREAU.
Clinique médicale	BOUILLAUD. ROSTAN. PIORRY. TROUSSEAU.
Clinique chirurgicale	VELPEAU. LAUGIER. NÉLATON. JOBERT DE LAMBALLE.
Clinique d'accouchements	P. DUBOIS.

Professeur honoraire, M. CLOQUET. — *Secrétaire*, M. BOURBON.

Agrégés en exercice.

MM. AXENFELD.
BAILLON.
BARTH.
BLOT.
BOUCHUT.
BROCA.
CHAUFFARD.
DELPECH.
DUCHAUSSOY.
EMPIS.
FANO.
FOLLIN.
FOUCHER.

MM. GUBLER.
GUILLEMIN.
HÉRARD, Examinateur.
LASÈGUE.
LECONTE.
PAJOT.
REVEIL.
RICHARD.
SAPPEY, Examinateur.
TARDIEU.
TRÉLAT.
VERNEUIL.

A LA MÉMOIRE

DE MON PÈRE.

Regrets éternels!!!

A MA MÈRE.

Amour et reconnaissance!

A MON FRÈRE HIPPOLYTE.

Vive affection!

A MES TANTES M[LLES] MASSAIS.

Je n'oublierai jamais vos bontés pour moi.

A MA TANTE MLLE SAVINEL.

Respect et attachement!

A MES COUSINS ET COUSINES.

A TOUTE MA FAMILLE.

Dévouement.

A MES AMIS.

A M. LE DR COLLIN,

Médecin-Major de 1re classe,
Chef de l'Hôpital militaire de Briançon,
Chevalier de la Légion d'Honneur, du Medjidié.

Hommage respectueux.

ESSAI

SUR

LE GOÎTRE.

INTRODUCTION.

Attaché en qualité de médecin sous-aide-major à l'hôpital militaire de Briançon (Hautes-Alpes), et ayant eu l'occasion de parcourir les localités environnantes, nous avons été frappé de l'appauvrissement général de la race; il y a des endroits où l'on rencontre à peine quelques hommes propres au service militaire, et où le reste de la population est atteint de goître et de crétinisme à divers degrés.

Péniblement ému à la vue de ces affections physiques et morales qui affligent tant de malheureux dans les Hautes-Alpes, nous avons pris la résolution d'en rechercher la nature, les causes, et les moyens de les combattre. Devancé par de profonds observateurs, qui ont voué leur science à cette question humanitaire, nous avons étudié avec toute l'application dont nous étions capable les travaux qu'ils ont fait paraître; c'est le résultat de cette étude et de nos observations personnelles que nous osons présenter à nos juges. Nous citerons dès maintenant ceux des ouvrages auxquels nous avons puisé le plus souvent : ce sont les écrits de Fodéré, de MM. Niepce, Ferrus, quelques mémoires publiés dans les *Archives de médecine militaire*, entre autres celui de M. Bories, qui a paru en 1853 sous le titre suivant : *du Recrutement au point de vue du goître et du crétinisme dans le département des Hautes-Alpes*.

Nous ne nous dissimulons point les difficultés du sujet que nous avons choisi ; nous savons que pour être traité convenablement, il demanderait des connaissances plus grandes que les nôtres ; mais nous espérons que les efforts que nous avons faits nous seront comptés par nos juges et nous gagneront leur indulgence.

CHAPITRE IER.

Avant d'aborder la question du goître et du crétinisme, il nous a semblé très-utile de donner un coup d'œil général sur la topographie et la géologie des Hautes-Alpes. En faisant connaître les lieux dans lesquels nous avons observé, les mœurs et les habitudes des populations qui s'y trouvent, nous faciliterons l'intelligence des explications que nous aurons à faire plus tard. Nous devons le dire ici, nous avons puisé largement, pour la description qui va suivre, à l'excellente histoire des Hautes-Alpes par M. de Ladoucette, ancien préfet de ce département.

Topographie du département des Hautes-Alpes; exposition, aperçu géologique, mœurs et habitudes.

Le département des Hautes-Alpes est situé entre le 23e et le 24e degré de longitude et au 45e de latitude, au revers occidental de la grande chaîne de montagnes courant du nord-est au sud-ouest, qui appartiennent au système du mont Viso; il est dirigé du nord-ouest au sud-ouest, et assis au sud-est de la chaîne des Alpes occidentales.

M. de Ladoucette s'exprime de la manière suivante dans la peinture énergique qu'il fait de ce département au commencement de son histoire :

« Des vallées que les torrents principaux ont formées, qu'ils arrosent et ravagent; les gorges et les vallons qu'on y voit aboutir en tous sens, en toute direction, et qu'ont creusés des torrents secondaires qui vont grossir les premiers; les montagnes d'où toutes ces eaux vagabondes s'échappent avec fracas et qui, s'élevant graduellement en amphithéâtre, grandissent pour ainsi dire depuis l'ancienne Provence jusqu'au mont Genèvre ; sur leurs pentes, ici des champs ou des vignobles; là, et surtout au nord, des groupes de bois, quelques forêts, des arbres épars et des buissons, débris du plus grand nombre; trop souvent, au midi, des terrains arides et des crevasses ravinées; sur les plateaux, de vastes plaines émaillées d'une quantité prodigieuse de fleurs; la chaîne des hautes montagnes couronnée par des glaciers où se sont entassées à des profondeurs immenses les neiges presque éternelles que dominent des pics de rocs nus et décharnés, s'élançant comme pour atteindre les cieux; tous les aspects, toutes les expositions et les températures, tout ce qu'il y a de plus varié et de plus monotone, de plus curieux et de moins intéressant, de plus imposant et de plus simple, de plus riche et de plus pauvre, de plus riant et de plus triste, de plus beau et de plus horrible : voilà le département des Hautes-Alpes. »

Le département est arrosé par cinq rivières; chacune d'elles donne son nom à une vallée principale.

Ce sont la Durance, le Guill, le Buech, l'Aigues, et le Drac.

Vallée de la Durance.

Elle commence au col du mont Genèvre et s'étend jusqu'à Sisteron, dans le département des Basses-Alpes, sur un parcours de 130 kilomètres. La Durance prend sa source au pied de la montagne du Jouan, sur le col du mont Genèvre, à 2,000 mètres audessus du niveau de la mer.

Différence du méridien de Paris : 4° 20′ à l'est; latitude, 44° 56′.

Tite-Live disait de la Durance :

« ..... La Durance vient aussi des Alpes, et, de toutes les rivières des Gaules, c'est la plus difficile à passer; car, quoiqu'elle ait beaucoup d'eau, elle ne porte pas de bateaux, parce qu'elle n'est retenue par aucune digue qui la resserre dans son lit, et qu'elle coule en plusieurs canaux qui ne sont pas toujours les mêmes. Elle forme continuellement de nouveaux gués et de nouveaux gouffres; par cette raison, il n'y a point de passage fixe et sûr pour les gens de pied, et, comme elle roule des pierres et du gravier, il n'y a rien de ferme et de solide pour assurer la marche de ceux qui y entrent. »

Les changements continuels du cours de la Durance ont fait dire à Ausone : *Sparsis incerta Druentia ripis.*

Il se jette dans la Durance vingt-quatre torrents principaux, ayant un cours total de 562,000 mètres. Ces torrents sont eux-mêmes formés d'un nombre infini de torrents, ravins, ruisseaux, rigoles, se précipitant en cascades des sommets et des flancs des montagnes, et parcourant chacun un petit vallon auquel ils donnent leur nom. Les principaux sont ceux de la Clarée, de la haute Durance ou de Briançon, de l'Argentière, de la Guisanne, de Guillestre, de Biaisse ou de Freyssinières, de Rioubel, etc. etc., de Mont-Dauphin ou du Confluent, de Val-Louise ou de la Gyronde. Ce sont ces vallées où règnent endémiquement le goître et le crétinisme dans le département des Hautes-Alpes, ce sont celles aussi dont nous étudierons spécialement la configuration géologique.

Vallée de la Clarée ou de Nevache.

Cette vallée charmante se dirige de l'ouest à l'est, et ensuite du nord au sud, sur une longueur de 20 kilomètres; sa largeur est d'environ 2 kilomètres. La Clarée prend sa source au col des Rochelles (longitude est du méridien de Paris, 4° 51'; latitude, 45° 2'), en Savoie, dans un bassin où se trouvent trois lacs, et où passe un lambeau de terrain à anthracite du bassin de Briançon. Les terres cultivées sont formées d'argile calcaire mélangée de détritus de végétaux. Cette vallée renferme deux communes, Nevache et le Val-des-Prés, qui comptent quelques goîtreux et peu de crétins.

Vallée de Briançon.

Du village de la Vachette jusqu'à Briançon, sur une étendue de

4 kilomètres, cette vallée est très-étroite, puis s'élargit en bassin long de 1 myriamètre jusqu'à Saint-Martin-de-Queyrières. Les communes de la Vachette, de Briançon, de Villard-Saint-Pancrace, de Puy-Saint-Pierre, de Puy-Saint-André, ces deux dernières sur des hauteurs, sont peuplées de goîtreux et de quelques crétins. En parlant des causes qui peuvent déterminer le goître, nous étudierons toutes les conditions d'insalubrité qui existent dans cette vallée, et qui sont tellement puissantes qu'on a vu des régiments composés d'hommes à constitution sèche, pris dans les départements méridionaux, devenir goîtreux après un séjour même très-court dans la ville de Briançon.

Vallée de la Guisanne.

Cette vallée, dit M. de Ladoucette, peut le disputer en beautés admirables à celles de la Suisse. En effet, elle offre aux yeux de l'observateur un tableau des plus pittoresques ; c'est la plus industrielle du département : il y a des filatures de laine, de coton, des fabriques de toiles, de draps, qui occupent beaucoup d'ouvriers ; on y rencontre des eaux minérales ferrugineuses au bourg du Monêtier. Dans les villages de Lauzet, des Guiberts, de Freyssinet, de Serre, des Bez, de Chantemerle et de Saint-Chaffrey, que nous avons souvent parcourus, nous y avons rencontré beaucoup de goîtreux et de crétins.

Vallée de Val-Louise ou de la Gyronde, traversée par le Gy et la Ronde.

Elle est presque formée en entier de terrains primitifs. Le trapp violet, le granit vert, le granit rose, le granit blanc, et les divers micas, composent presque toutes ces roches. Elle commence au pied des glaciers de la Grave, s'étend du nord au sud, en allant se terminer à la Durance. La température, très-froide en hiver, s'élève rapidement en été, sans que des courants puissent venir balayer l'atmosphère humide et brûlante qui occupe ses bas-fonds. On y trouve les villages de Lapisse, Puy-Saint-Vincent, Val-Louise, et les Vigneaux. Les produits agricoles de ces communes sont si peu abondants qu'ils ne suffisent pas à l'alimentation de leurs habitants.

C'est dans cette vallée que se trouve le mont Pelvoux, qui est élevé à 4,300 mètres au-dessus du niveau de la mer, et les immenses glaciers situés entre l'Oisans et les vallées dont nous parlons; elle est infectée de crétins et de goîtreux. Nous donnerons à la fin de notre thèse la statistique des goîtreux et des crétins du Briançonnais; mais nous dirons dès maintenant que dans le canton de l'Argentière, sur une population de 6,621 habitants, on trouve 1935 crétins ou goîtreux, soit filles, soit garçons.

Vallée de l'Argentière ou de l'Alpe-Martin.

Elle commence au col de l'Alpe-Martin, où la petite rivière de l'Argentière prend sa source, et se dirige de l'ouest-sud-ouest à l'est-nord-est. Elle est formée dans sa partie supérieure de roches granitiques, et dans sa partie inférieure de roches argilo-schisteuses. A part les mines d'argent dont les filons sont compris dans le quartz, on y retrouve encore des grès à anthracite dont les filons ne sont pas exploités. La proximité des glaciers rend cette vallée très-froide. Il y a beaucoup de crétins et de goîtreux.

Vallée de Freyssinières.

Elle est large de 21 kilomètres et se dirige de l'ouest à l'est; sa partie supérieure est formée de roches primitives, son fond est un sol sablonneux et argileux mélangé de roches calcaires. Elle est très-froide; sa commune est Freyssinières, qui a des goîtreux et des crétins.

Vallée de Confluent ou de Mont-Dauphin.

La vallée de Mont-Dauphin est longue de 15 kilomètres et très-resserrée entre de hautes montagnes ; elle commence au-dessus de l'Abessey, où elle est pour ainsi dire fermée par des roches de lias. Elle se dirige du nord au sud en s'élargissant jusqu'à Saint-Clément, où elle se termine. Les villages qui s'y trouvent sont : l'Abessey, la Roche, Saint-Crépin, dans le fond de la vallée, et sur les hauteurs, Réotier, Eygliers, Mont-Dauphin. Cette dernière commune est située sur un rocher de poudingue, au confluent de la Durance et du Guill. On trouve près de Mont-Dauphin les sources minérales du Plan-de-Phazi, qui contiennent des sels de fer, de manganèse, de magnésie, etc. Les communes de la vallée de Mont-Dauphin ont beaucoup de crétins, de sourds-muets et de goîtreux.

Vallée du Guill.

La vallée du Guill ou de Queyras est une des plus belles du département des Hautes-Alpes ; elle se dirige de l'est-nord-est à l'ouest-sud-ouest, et est arrosée par le Guill, qui prend sa source entre le mont Chriso et le mont Viso, et va se jeter dans la Durance au-dessus de Mont-Dauphin. La sommité du bassin est formée par des roches granitiques, son fond de schistes argileux et de chaux sulfaté. Sa principale commune est Guillestre, elle renferme quelques goîtreux et quelques crétins.

Vallée du Rioubel.

Cette vallée se dirige du sud-ouest au nord-ouest ; elle est presque entièrement formée de schistes argileux calcaires. Les communes de cette vallée sont Vars dans le haut, et Rioubel à la sortie.

Nous empruntons le tableau qui va suivre à l'intéressant mémoire de M. Bories, médecin militaire, qui, ayant été désigné pour la tournée de recrutement dans plusieurs cantons des Hautes-Alpes, a pu, mieux que tout autre, observer les mœurs et coutumes des habitants de ce département.

Mœurs et habitudes.

« La nature, resserrée dans des gorges étroites, n'accorde aux habitants qu'une nourriture parcimonieuse et ordinairement de qualité très-inférieure. Les troupeaux font presque toute la fortune du Briançonnais; c'est dans les écuries que hommes, femmes, enfants et bestiaux, séjournent pêle mêle pendant quatre à cinq mois de l'année. Il est rare que les jeunes gens se soumettent à cette séquestration forcée; ils émigrent aux premières neiges pour aller porter leur industrie dans des climats plus doux. Autrefois le sentiment religieux et national ramenait toujours l'émigrant au foyer de ses pères, mais aujourd'hui la vue de contrées plus heureuses, le bien-être matériel, la conscription qui prend indifféremment tous les jeunes gens valides, les retiennent loin de leurs montagnes. Le femmes qui émigrent ne reviennent plus si elles ont acquis de quoi avoir une dot et un mari loin de leur vallée. L'instruction publique, l'état ecclésiastique, deux portes ouvertes pour éviter la conscription, occupent tous ceux qui, propres au service, restent sur le sol.

« La nourriture des habitants de Val-Louise et de la vallée de Guillestre se compose exclusivement de pain de seigle et d'orge que l'on cuit tous les ans pour quinze ou dix-huit mois. Ce pain se conserve sans se moisir et devient d'une dureté telle qu'il faut le casser avec la hache ou le marteau et le réduire en poussière; on le fait bouillir avec cinq ou six fois son poids de pommes de terre assaisonnées de lait et de noix écrasées. Ce mélange se prépare ordinairement pour plusieurs jours et se mange le plus souvent aigri. Les habitations sont en général fort malsaines et le plus souvent dans des lieux bas et humides; les écuries où l'on couche sont mal aérées, le jour y paraît à peine quelques heures de la journée; il est à remarquer que, sous cette influence délétère, les goîtres augmentent de volume tout l'hiver pour diminuer tout l'été.

« Les alliances se basent plutôt sur la fortune des contractants que sur leur santé, et, la plupart du temps, les sujets valides achètent une petite aisance au détriment d'une postérité dégénérée qui va en s'abâtardissant davantage » (1).

Cette description est frappante de vérité, et peut s'appliquer trait pour trait aux habitants des vallées que nous avons décrites; aussi l'avons-nous choisie comme description typique.

Si nous nous sommes étendu assez longuement sur la topographie, les mœurs et les habitudes du département des Hautes-Alpes, c'est que les détails que nous avons donnés auront leur application dans l'étude de l'étiologie du goître et du crétinisme.

CHAPITRE II.

Historique. — Sous le nom de *goître*, les anciens ont désigné non-seulement toutes les affections du corps thyroïde avec excès de volume, mais encore la plupart des tumeurs développées à la partie antérieure du cou.

Hippocrate l'appelait γογγρώνη; les Grecs, *bronchocèle* (de βρογχος, trachée, χηλη, tumeur); les Latins, *hernia gutturis;* les Italiens l'appellent *gozza,* mot qui veut dire *grosse gorge.*

---

(1) Bories, *du Recrutement au point de vue du goître et du crétinisme dans le département des Hautes-Alpes* (*Mémoires de médecine, de chirurgie et de pharmacie militaires*, 2e série, t. XII; 1853).

Juvénal, dans la satire 12, nous apprend qu'il régnait de son temps dans les Alpes, et qu'il y était même un ornement.

Quis tumidum guttur miratur in Alpibus?

Définition. — De même que la plupart des auteurs modernes, nous donnerons le nom de *goître* à l'hypertrophie du corps thyroïde, caractérisée par une tumeur indolente, molle, élastique, sans changement de couleur à la peau, s'accroissant lentement, et pouvant acquérir des dimensions considérables sans amener de réaction générale.

Anatomie. — Le corps thyroïde est un organe situé au devant des premiers anneaux de la trachée et sur les parties latérales du larynx ; sa forme est à peu près celle d'une demi-lune allongée, dont les branches latérales embrassent les côtés du cartilage thyroïde, et dont le fond appuie sur le cartilage cricoïde.

Du milieu de son bord supérieur, part une troisième branche, désignée par Lalouette sous le nom de *pyramide*, et qui se porte jusqu'à l'os hyoïde.

Le corps thyroïde est en rapport, par sa partie moyenne en avant, avec les muscles de la région sous-hyoïdienne ; en arrière, avec les premiers anneaux de la trachée. Par ses parties latérales, recouvert en avant par les muscles sous-hyoïdiens, il recouvre et entoure les parties latérales du larynx, du pharynx et de l'origine de l'œsophage ; en arrière, il répond à l'artère carotide primitive, à la veine jugulaire interne, aux nerfs pneumogastrique et grand sympathique.

Il fait partie de la classe des glandes conglomérées ; à l'état sain, il est de couleur rouge pâle.

Une toile celluleuse assez épaisse enveloppe tous les grains de la glande, et se lie intimement avec le tissu cellulaire du larynx.

A l'état sain, chaque petit grain de cette glande renferme en petite quantité un suc qui, à l'état d'engorgement, devient plus abondant ; c'est une humeur blanche, muqueuse, comme le blanc d'œuf, se durcissant à l'eau bouillante et se délayant dans l'eau froide.

Artères. Elles sont très-volumineuses ; elles sont fournies par la thyroïdienne supérieure, branche de la carotide externe, et la thyroïdienne inférieure, branche de la sous-clavière. Quelquefois il existe une thyroïdienne moyenne, thyroïdienne de Neubauer.

Veines. Comme les artères, les veines sont très-volumineuses, et forment au devant de la trachée un plexus très-considérable ; les veines supérieures aboutissent aux jugulaires, et les inférieures aux troncs veineux brachio-céphaliques.

Vaisseaux lymphatiques. Ils vont se rendre aux ganglions cervicaux.

Nerfs. Ils viennent des laryngés et du grand sympathique.

Physiologie. — Le corps thyroïde contient, soit en santé, soit en maladie, une humeur visqueuse, lubréfiante, et la stagnation de cette humeur dans ses capsules forme le goître proprement dit. Selon Foderé et Morgagni, la glande thyroïde est destinée à fournir un mucus lubréfiant au larynx et à la trachée-artère, sans cesse desséchés par l'air de l'inspiration. Jusqu'ici on a en vain cherché un canal excréteur à la glande.

Anatomie pathologique. — A l'autopsie, on constate les altérations suivantes : les lobes et les lobules sont plus arrondis, plus volumineux, plus rouges qu'à l'état normal ; ils laissent échapper par l'incision un liquide jaunâtre, de nature albumineuse ; les vaisseaux sont volumineux et ont, d'après Alibert, une tendance à la varicosité. Les nerfs sont aussi plus gros. Foderé a observé l'engorgement du tissu cellulaire sous-muqueux, des ligaments aryténo-épiglottiques. Outre l'hypertrophie, on rencontre quelquefois des kystes, des productions accidentelles ; tumeurs hématiques, stéatomateuses, etc.

Haller et quelques auteurs disent avoir trouvé dans la dissection de la glande thyroïde des substances calcaires et osseuses. Fodéré et Bellou, célèbre chirurgien de Grenoble, n'en ont jamais trouvé dans les nombreuses autopsies qu'ils ont faites.

Variétés du goître; symptômes. On voit, à la partie antérieure et moyenne du cou, une tumeur molle, élastique, indolore, sans changement de couleur à la peau, variant de forme, suivant que la totalité de la glande, sa partie médiane, ou un de ses lobes, sont hypertrophiés.

Quelquefois très-volumineux, on a vu des goîtres peser 7 ou 8 livres. Chez les sujets mous et cacochymes, l'engorgement est très-considérable, embrasse non-seulement la glande, mais encore tout le tissu cellulaire du cou. Nous avons vu plusieurs fois, à Briançon et aux environs, des individus portant des tumeurs descendant à la base du sternum. Chez le goîtreux, les jugulaires sont dilatées, le visage rouge, indiquant une grande disposition à l'apoplexie.

Le goître reste souvent stationnaire quand l'hiver est doux et pluvieux ; nous avons remarqué que dans les temps secs et froids, le goître disparaissait s'il était petit, diminuait s'il était gros.

La guérison spontanée du goître est très-rare ; quelquefois, à la suite d'une violence extérieure ou même sans cause connue, il s'enflamme, suppure. Un témoin oculaire nous a assuré avoir vu un homme, porteur d'un goître assez volumineux, guérir à la suite d'une suppuration produite par une forte contusion à la partie antérieure du cou.

On peut devenir goîtreux à tout âge, si l'on vient habiter un pays où le goître est endémique. Nous avons vu le goître se développer très-rapidement chez des soldats du 87e de ligne, régiment qui tient garnison à Briançon depuis près de deux ans déjà ; et nous avons remarqué que, pour la plupart de ces militaires, le seul moyen de les guérir était de les envoyer en convalescence, afin de les soustraire aux causes débilitantes, qui agissent d'une manière permanente sur ceux qui habitent le Briançonnais.

DIAGNOSTIC. — Nous distinguerons facilement le goître, que nous avons considéré comme une simple hypertrophie de la glande thyroïde,

1° Des autres affections du corps thyroïde,

2° Des tumeurs diverses du cou.

1° *Thyroïdite.* La thyroïdite ou inflammation du corps thyroïde présente les symptômes communs de toute inflammation : rougeur, tumeur, chaleur et douleur ; sa marche est aiguë et beaucoup plus rapide que celle du goître ; quand la thyroïdite est intense, elle amène une réaction générale : fièvre, céphalalgie, insomnie, agitation, épistaxis, etc. Enfin, s'il y a formation de pus, l'ouverture de la tumeur, ou une simple ponction exploratrice, rendront le diagnostic très-facile.

2° *Cancer.* La tumeur cancéreuse est dure et bosselée ; le malade accuse des douleurs lancinantes au début de la maladie ; au bout d'un temps plus ou moins long, les ganglions voisins sont engorgés. Quand la tumeur vient à s'ulcérer, il s'exhale une odeur particulière qui, jointe à l'aspect de la surface suppurante, offre un élément certain de diagnostic.

3° *Tubercules.* Les antécédents du malade, les renseignements donnés par lui sur la santé de ses parents, l'auscultation, la percussion de la poitrine, enlèveront toute difficulté au diagnostic.

2° Tumeurs diverses du cou.

1° *Kystes.* Les tumeurs du corps thyroïde suivent le larynx dans ses mouvements d'élévation et d'abaissement. Si la tumeur s'est développée dans un pays où le goître est rare ou même n'existe pas, il y aura de fortes présomptions en faveur d'un kyste; lorsqu'il n'y aura pas de transparence, on aura recours à une ponction exploratrice.

2° *Goître emphysémateux.* Le goître emphysémateux est produit par une infiltration d'air à travers quelques éraillures de la trachée. Cette tumeur conserve pendant quelque temps l'empreinte du doigt, est sonore à la percussion; au moyen du stéthoscope, on entend un bruit qui a quelque analogie avec le râle sibilant.

3° *Tumeurs scrofuleuses.* Le goître et les scrofules ont quelques nuances communes, surtout au début; mais le fond de ces deux maladies est bien différent. Elles peuvent être toutes les deux endémiques; on trouve des pays ayant une population scrofuleuse sans goître, et d'autres ayant une population goîtreuse sans scrofules. Elles peuvent exister ensemble, les mêmes causes leur étant favorables.

Le goître, dit Fodéré, est une maladie locale, n'entraînant aucune maladie fébrile, et ne devenant fatal ordinairement que par son action mécanique; tandis que les scrofules sont une maladie générale, qui a des manifestations sur tous les tissus de l'économie (1).

(1) Fodéré, *Traité du goître et du crétinisme.*

CHAPITRE III.

Étiologie. Comme tous ceux qui ont écrit sur le goître, nous avons été guidé par l'espoir de trouver le moyen de préserver ou de guérir les populations atteintes de cette maladie.

La principale difficulté à résoudre a toujours consisté à en connaître les causes véritables; l'étiologie du goître est pourtant la partie de cette question qui a été le plus soigneusement étudiée. Une foule d'opinions, une foule de théories, ont été émises par les auteurs. Les uns ont cru trouver les causes du goître dans une seule circonstance, comme dans l'humidité, la nature des eaux, la configuration du sol, l'hérédité, etc. etc.; le plus grand nombre pense au contraire que cette affection dérive de causes variées et multiples. Cette opinion est la nôtre, et nous essayerons de la soutenir dans l'énumération et la discussion des causes que nous allons donner.

Pour mettre de l'ordre dans l'exposé des faits qui vont suivre, nous diviserons les causes du goître en causes générales et causes individuelles.

Les premières agissent sur toute la population de la contrée où elles se font sentir : ce sont la configuration du sol, la nature de l'air, des eaux, l'insolation, etc. etc.

Les secondes aident à l'action des causes générales et n'atteignent que quelques individus; parmi elles, on peut ranger l'hérédité, les habitudes, la misère, les maladies qui règnent ordinairement, la grossesse, les circonstances qui s'y rattachent, etc.

CAUSES GÉNÉRALES.

1° *Encaissement des villages dans les vallées; direction; hauteur.* En décrivant les vallées des Hautes-Alpes, où règnent endémiquement le goître et le crétinisme, nous avons donné une idée des conditions dans lesquelles se trouvent leurs habitants. Quelques-unes sont profondes, étroites; l'encaissement des villages dans ces vallées a été considéré par Fodéré comme une cause puissante du goître. Selon lui, les goîtreux et les crétins ne se trouvent que dans les vallons profonds.

«En parcourant, dit-il, les pays où le goître est endémique, on ne le trouve ni sur les hauteurs, ni dans les grandes plaines ouvertes de toutes parts; dès qu'on arrive dans des vallons étroits et creusés profondément, on découvre tout de suite des figures humaines empâtées, goîtreuses et crétines plus ou moins» (1).

De même que Fodéré, plusieurs auteurs ont prétendu qu'à une certaine élévation on ne rencontrait plus de goîtreux. L'expérience a démontré l'inexactitude de ces assertions; ainsi en 1845, la commission sarde, composée d'hommes éminents, chargés d'étudier le goître dans les contrées alpines du gouvernement sarde, a noté avec soin la hauteur de tous les villages des vallées alpines du Piémont, et a constaté l'existence du goître à toutes les hauteurs. Il a été observé à Albiez-le-Vieux, qui a 1566 mètres d'élévation. Nous l'avons vu dans les Hautes-Alpes : à Briançon, qui est à 1306 mètres au-dessus du niveau de la mer; à Puy-Saint-Pierre, Puy-Saint-André, villages bien plus élevés; au Monêtier de Briançon, qui a 1505 mètres d'élévation; à Nevache, qui en a 1567. A Saint-Véran, qui est à une hauteur de 2,061 mètres, sur une population de 850 habitants, on trouve près de 200 goîtreux ou crétins.

L'altitude des lieux serait au contraire, pour quelques médecins, une cause déterminante du goître. M. le Dr Collin, médecin-major de 1re classe à l'hôpital militaire de Briançon, s'exprime de la manière suivante, au sujet de la formation du goître aigu chez nos soldats en garnison à Briançon et au fort des Têtes.

---

(1) Fodéré, *loc. cit.*

« L'altitude des lieux, dit-il, par la grande diminution de pression atmosphérique qu'elle entraîne, porte un trouble permanent dans la circulation capillaire, surtout dans la circulation périphérique, et tend déjà, par cela même, à congestionner une glande sanguine sous-cutanée telle que la thyroïde » (1). . . . .

2° *Humidité de l'air.* Fodéré a attaché la plus grande importance à l'humidité de l'air dans la production du goître; pour nous, cette cause n'a pas toute la valeur que lui accordait ce médecin distingué : son influence est évidemment manifeste sur les populations des vallées où règnent le goître et le crétinisme; mais ces vallées ne sont pas les seules où l'air soit humide et stagnant. Les pays voisins de la mer sont habituellement humides, et cependant l'on n'y trouve que très-rarement des crétins et des goîtreux.

M. de Humboldt dit que dans l'Amérique du Sud, où le climat est d'une chaleur extrême, et où l'air chargé d'humidité n'est jamais agité par les vents, on ne voit pas un seul cas de goître.

3° *Influence de la lumière.* En parcourant certaines localités voisines de Briançon, nous en avons vu quelques-unes où le soleil ne brille qu'une ou deux heures par jour, entre autres Saint-Chaffray, Chantemerle. Les rayons solaires sont interceptés par les rocs des montagnes voisines. Quelques médecins ont cru trouver là une cause spéciale du goître. Nous aurions mauvaise grâce à nier l'influence salutaire du soleil sur l'espèce humaine; tout ce qui est privé de sa lumière, plantes, animaux, hommes, se fanent, s'étiolent et languissent. La privation de la lumière favorise la production de nombreuses maladies; de ce nombre, sont le goître et le crétinisme. Mais nous avons vu des villages inondés par la lumière solaire renfermer beaucoup de goîtreux et de crétins. Ainsi Saint-André, Saint-

(1) *Recueil de médecine militaire*, 3e série, t. II, art. *Goître aigu*; 1859.

Pierre, qui sont presque tout le jour exposés à la lumière solaire, ne sont point exempts de goître et de crétinisme.

D'un autre côté, dans les grandes villes, à Paris, par exemple, que de quartiers malsains, où l'air est constamment humide et mal renouvelé, où le soleil ne paraît point; et cependant le goître est inconnu.

Que conclure de là? Que la privation de la lumière peut influer sur la production du goître et du crétinisme, qu'elle peut aider à leur développement, mais qu'elle n'est point une cause unique, indispensable.

4° *Température.* La température est très-variable dans les Hautes-Alpes. En été, vers le milieu du jour, les rayons du soleil, tombant directement ou réfléchis par les rochers, l'immobilité des courants d'air, élèvent si fortement la température, la rendent si lourde, que l'on respire avec gêne. Pour se soustraire à cette atmosphère si humide et si chaude, on est obligé de rester dans les maisons ou sous les arbres. On comprend que cet état de choses, durant un certain temps, finit par avoir une action débilitante.

Le matin et le soir, l'air chaud se refroidit brusquement après le coucher du soleil, et souvent la température varie de plus de 16°.

En hiver, la température, presque toujours fixée, pendant la nuit, à—12 ou—14°, s'élève rapidement lorsque le soleil est un peu élevé. Dans une maison exposée au midi, nous avons vu, après un froid de 8 à 10° pendant la nuit, le thermomètre s'élever jusqu'à 35° à une heure de l'après-midi, ce qui implique une variation de plus de 45° de la nuit au jour.

Dans les longs jours d'hiver, les habitants du Briançonnais, surtout dans la campagne, ont l'habitude de se renfermer dans leurs étables pêle mêle avec leurs bestiaux; là ils respirent un air qui n'est jamais renouvelé, et chargé d'acide carbonique. La température s'élève, dans ces étables, jusqu'à plus de 30°, lorsqu'au dehors le thermomètre accuse 14 ou 16° de froid.

Il est évident, dit M. Niepce, que ces variations, faisant sentir leur action funeste presque pendant toute l'année, doivent amener un trouble dans l'organisme, altérer la santé. Nous pensons aussi que jointes aux autres causes, elles contribuent puissamment à favoriser le développement du goître et du crétinisme.

5° *Électricité.* Iphofen a prétendu que dans les vallées profondes, la tension électrique était moindre que dans les pays de plaines. Nous avons vu cependant bien des fois, dans ces gorges étroites, les orages les plus terribles se former avec une rapidité extrême. Les expériences qu'il a faites nous paraissent bien incomplètes, et nous n'admettons point que le défaut d'électricité agisse dans ces vallées d'une manière aussi efficace qu'il le dit, pour la production du goître.

6° *Des eaux.* Dans les Hautes-Alpes, les habitants boivent des eaux qui viennent des torrents formés par la fonte des neiges qui recouvrent le sommet des montagnes; des sources jaillissant des flancs des rochers qui les encaissent; enfin des citernes.

Depuis longtemps, et maintenant encore, la plupart des auteurs, surtout parmi les modernes, regardent la nature des eaux potables comme la cause la plus probable du goître et du crétinisme. Des chimistes et des médecins distingués ont fait sur cette question des travaux nombreux et variés. Nous citerons les recherches de MM. Grange, Chatin, etc.; les discussions à l'Académie entre MM. Bouchardat et Ferrus, etc.

«Les faits qui démontrent, dit M. le professeur Bouchardat, que c'est à la qualité des eaux qu'il faut attribuer l'origine du goître ont été observés dans toutes les parties du monde, dans tous les pays où le goître règne endémiquement; c'est non-seulement une opinion populaire, généralement établie, mais encore un résultat d'observation que chacun peut vérifier» (1).

---

(1) *Mémoires de l'Académie de Médecine,* 1851.

Pour M. Boussingault, l'eau est la seule chose qui dispose au goître dans certaines localités; dans les recherches si intéressantes qu'il a faites sur cette question, dans les Andes et les Cordillières, il a vu des sources guérir des goîtres que telles autres produisaient.

Mgr. Billiet, archevêque de Chambéry, et Cyrange, citent des faits analogues. Au Puiset, sur dix-huit familles, l'une a une citerne, les autres boivent de mauvaises eaux ; la première est saine, les autres sont atteintes de goître.

M. Grange a vu à la Maurienne des hommes s'abreuver à des sources qui produisaient en peu de temps des goîtres assez volumineux pour les faire dispenser du service militaire.

Les idées émises par les hommes célèbres que nous venons de citer ne nous convainquent point entièrement; nous allons examiner chacune des opinions qui ont été avancées, et essayer de les discuter.

1° *Sels magnésiens.* Selon M. Grange, la présence des sels de magnésie dans les eaux dont on se sert serait une cause puissante du goître. Dans les recherches que fit cet habile observateur dans l'Isère, il remarqua que le goître accompagnait toujours les terrains magnésiens. Nous voulons bien admettre que la constitution des eaux soit liée à la constitution des terrains qu'elles ont traversés ; mais est-il bien vrai que le goître ne soit endémique que sur les terrains magnésiens? L'observation a prouvé le contraire. Si l'on consulte l'*Annuaire des eaux de la France*, on y voit que l'on trouve de la magnésie dans les eaux des pays où le goître est complétement inconnu. Ainsi les habitants de Mâcon (Saône-et-Loire), qui boivent habituellement de l'eau qui contient, sur 1500 grammes, 3 grammes 55 centigrammes de sels magnésiens, ne sont ni goîtreux ni crétins.

Si les sels magnésiens dans les eaux étaient les seules substances auxquelles on puisse attribuer la production du goître, nous verrions, sous leur influence prolongée, augmenter la glande thyroïde. « Il est, dit M. le professeur Bouchardat, des personnes qui usent journellement et pendant des années, pour ainsi dire, pour unique boisson, de l'eau de Seltz naturelle (cette eau contient près d'un demi-gramme de magnésie) ; je n'ai pas appris que ces eaux aient été accusées de produire le goître ».

Cette remarque de M. le professeur Bouchardat suffit à elle seule pour infirmer la valeur qu'on a donnée à la présence des sels magnésiens dans l'eau, comme cause du goître.

2° *Sulfate de chaux.* Certains médecins, ayant trouvé dans la glande thyroïde des concrétions calcaires, ont donné, comme cause du goître, l'habitude qu'ont les habitants des vallées de ce pays de boire des eaux contenant en dissolution une certaine quantité de sulfate calcaire. Fodéré a combattu cette opinion en s'appuyant sur les observations qu'il a faites dans son pays, la Maurienne ; il cite comme exemple les habitants de la Haute-Maurienne, où les maisons sont placées le long d'une vaste carrière de gypse s'étendant depuis la base du grand mont Cenis jusqu'à Saint-André, dans un espace de 7 lieues de poste. « Les eaux qu'on boit dans ces contrées, dit-il, passent et filtrent à travers des blocs gypseux et calcaires, et entraînent par conséquent avec elles autant de sulfate calcaire que l'eau froide peut en dissoudre ; cependant elles ne produisent pas le goître » (1).

Dans son rapport à l'Académie de Médecine, M. le professeur Bouchardat dit que le sulfate de chaux est pour quelque chose dans la production du goître ; du moins son innocuité ne lui paraît point suffisamment démontrée, d'autant plus qu'il a remarqué que les eaux dont se servent les habitants de certains pays goîtreux contiennent une quantité assez considérable de sulfate de chaux.

(1) *Loc. cit.*

A Paris, les eaux d'Arcueil, qui contiennent par litre 2 gr. 253 milligr. de sulfate de chaux, n'ont jamais produit le goître chez ceux qui s'en servent. D'un autre côté, les vins qu'on achète au détail dans la capitale contiennent, d'après les analyses de M. Chevallier, une proportion de sulfate de chaux venant des eaux que beaucoup de marchands de vins ne craignent pas de mélanger au vin; cependant, si le vin est de mauvaise qualité, s'il exerce une action nuisible sur l'économie, ce n'est point sur la glande thyroïde que cette action s'exerce.

3° *Carbonate de chaux.* Les eaux des Alpes contiennent une quantité considérable de sels de nature différente. Nous venons déjà d'étudier l'influence que pouvaient avoir les sels de magnésie, le sulfate de chaux, sur la production du goître; voyons maintenant s'il est vrai, comme le disent certains observateurs, que le carbonate de chaux contribue beaucoup à donner le goître à ceux qui font usage des eaux qui le renferment.

M. John Mac-Clelland, savant chirurgien anglais, ayant vu la fréquence du goître coïncider constamment avec la présence des roches calcaires dans l'Indoustan, était arrivé, en étudiant les caractères de ces roches et au moyen de l'analyse chimique, à déterminer si telle contrée était oui ou non affectée de goître. Dans toutes les montagnes qu'il a visitées, il n'a trouvé qu'une seule exception à sa théorie.

En France, dans le département de l'Aisne notamment, les eaux provenant de montagnes calcaires contiennent une assez grande quantité d'acide carbonique en dissolution. D'après M. Boussingault, ce gaz agirait là en se substituant à l'air ou à l'oxygène, dont l'absence serait la cause du goître.

Que disent à ce sujet les chimistes modernes? Tous s'accordent à reconnaître l'utilité du carbonate de chaux dans les eaux potables; et, de plus, ne le voyons-nous pas ordonner dans certaines affections de l'estomac sans qu'il exerce aucune influence fâcheuse sur l'économie, d'autant plus que faisant partie de notre charpente osseuse, il doit nécessairement se trouver dans nos boissons et nos aliments?

4° *Absence d'iode.* La présence ou l'absence d'iode dans les eaux qui servent de boisson aux populations sont-elles les causes uniques capables de donner lieu au développement du goître et du crétinisme? M. Chatin, partant de la découverte faite par Coindet, de Genève, de la propriété qu'a l'iode de guérir ou du moins de modifier le goître, a été amené à considérer l'absence d'iode dans les eaux ou l'air des pays affectés du goître comme étant la cause de cette affection.

L'iode recherché comparativement dans les eaux de pays goîtreux et de pays non goîtreux a donné un résultat négatif.

Ainsi on l'a rencontré dans les eaux minérales du Monetier de Briançon, dans celles du plan de Phazi, situé sur le territoire de la commune de Rizoul; cependant ces deux localités sont infectées de goîtres, surtout la dernière.

M. Niepce fait remarquer que dans les plaines du Pô, où l'on rencontre des rizières considérables, le goître et le crétinisme sévissent cruellement; cependant l'air, les eaux, contiennent beaucoup d'iode.

Dans le département de Saône-et-Loire, à Mâcon surtout, les eaux sont séléniteuses, privées d'iode; cependant il n'y a point de goîtreux. A ces faits, nous pourrions en ajouter d'autres, mais ils suffisent, selon nous, pour faire voir que la présence d'iode ou son absence sont comme les causes précédentes; nous ne pouvons nous rendre compte de ses rapports avec le goître endémique.

5° *Ingestion des eaux de neige et de glace fondues.* Quelques auteurs ont accordé une grande influence à l'ingestion des eaux de neige et de glace fondues. Fodéré avait déjà réfuté victorieusement cette opinion, et depuis lui, la commission sarde a prouvé qu'on devait y attacher bien peu d'importance.

Puisque pour quelques-uns, dit Fodéré, les eaux de neige sont la cause du goître, ceux qui les boivent à la sortie immédiate des fondrières devraient être attaqués de cette maladie. C'est cependant l'inverse qu'on remarque dans les vallées qui avoisinent les Alpes, chez les habitants du penchant des grandes Alpes, au pied des glaciers : ils sont agiles, vigoureux, et généralement exempts du goître.

Au contraire, plus on s'éloigne des glaciers et des masses de neige des véritables Alpes, à mesure que l'on boit une eau qui a déjà serpenté par les cailloux, les bois et les prairies, et qui est déjà suffisamment imprégnée d'air atmosphérique et de calorique, à mesure qu'on s'approche de la douce température qui permet à la vigne de croître, on rencontre des goîtreux (1).

Comme Fodéré, nous croyons erronée l'opinion de ceux qui ont attribué le goître aux eaux de neige et de glace fondues, puisque plus on s'élève près des neiges éternelles, près des glaciers, moins il y a de goîtreux et de crétins.

L'opinion de M. Boussingault sur le défaut d'oxygénation de l'eau ne nous paraît pas fondée, car il est difficile de concevoir que l'eau soit désoxygénée lorsqu'elle se précipite de roches en roches ; les eaux qui proviennent des neiges et des glaciers sont toutes claires et pures. Elles forment des ruisseaux qui ont un cours très-rapide, et les cascades nombreuses d'où elles sont précipitées les rendent parfaitement aérées.

En résumé, nous pensons que la question de l'eau ou des eaux, qui a été mise en avant par certains auteurs, comme essentielle, plus active qu'aucune autre, ne saurait être exclusivement admise ; car on ne saurait comprendre pourquoi, dans une contrée où tous les

---

(1) Fodéré, *Traité du goître et du crétinisme.*

habitants boivent la même eau, il n'y en a qu'un certain nombre qui seraient atteints de l'infirmité en question. Ainsi, près de Briançon, sont situés deux villages à 1 demi-kilomètre l'un de l'autre, soumis aux mêmes conditions atmosphériques, buvant les mêmes eaux; ce sont Saint-Chaffrey et Chantemerle : le premier est infecté de goîtreux et de crétins, et le second contient généralement une population très-belle.

6° *Nature du sol.* On a encore invoqué comme cause du goître la nature du sol; quelques médecins, entre autres M. Ferrari, ont prétendu que le goître existait principalement dans des vallées formées par des dépôts schysteux; d'autres l'ont surtout observé dans des pays où le sol est calcaire. Enfin on le trouve aussi dans les terrains granitiques, dans les terrains jurassiques, néocomiens ou crayeux, comme ceux que l'on rencontre dans les Hautes-Alpes. Que conclure de tous ces faits contradictoires? C'est que si ces observateurs avaient étudié le goître dans plusieurs contrées, ils auraient vu qu'il est également répandu sur toutes les espèces de terrain, quelle que soit la nature du sol, et que cette cause n'agit que conjointement avec les autres, dont elle peut augmenter l'intensité.

7° *Exposition des villages, habitations.* Les villages sont généralement peu populeux; les maisons sont assises contre les rochers, entourées d'arbres fruitiers très-élevés, qui les couvrent de leur épais feuillage. Aussi les parois de ces maisons, que le soleil ne visite jamais, sont-elles très-humides. Il en est ainsi de beaucoup de villages des Hautes-Alpes, parmi lesquels nous citerons spécialement ceux que nous avons visités : tels sont ceux de Saint-Chaffrey, de Villars-Saint-Pancrace, Puy-Saint-Vincent, où les goîtreux et les crétins abondent. Il résulte que les habitants de ces villages, situés dans des conditions aussi défavorables, sont exposés à des maladies graves de diverses natures, entre autres au goître et au crétinisme.

8° *Alimentation, habillements, aisance, misère, instruction.* Les habitants des Hautes-Alpes se nourrissent en général d'aliments grossiers et peu réparateurs. Leur nourriture se compose de pain de seigle et d'orge, que l'on cuit tous les ans pour quinze ou dix-huit mois. Leurs vêtements sont faits d'étoffes de toile et de laine grossières, souvent remplis de nombreux parasites ; ils en changent très-rarement, aussi vivent-ils dans la saleté la plus repoussante.

L'isolement dans lequel vivent les populations, le défaut de communications, les empêchent de se livrer au commerce. Elles sont en général peu aisées et même misérables ; elles se contentent du strict nécessaire pour vivre. Pendant l'hiver, les habitants des Hautes-Alpes, renfermés dans les étables, consomment les provisions qu'ils ont ramassées pendant l'été ; ils ne se livrent à aucun travail actif, ne se donnent aucun mouvement, au grand préjudice de leur santé.

Pendant une courte partie de l'année, ils se bornent à cultiver les champs, puis quelques-uns gardent les bestiaux sur les plateaux de certaines montagnes ; ceux-ci couchent dans des chalets mal installés, bas d'étage, mal clos, et d'une malpropreté remarquable. D'autres s'occupent de l'extraction des minerais ; d'autres enfin croupissent dans l'inaction la plus complète, hors de la saison du travail des champs.

Sous le rapport de l'instruction, les habitants des Hautes-Alpes sont encore plus mal partagés. Malgré la bonne volonté des autorités, l'instruction primaire ne progresse que lentement, par suite d'une foule d'obstacles, résultant soit des localités, soit du peu de ressources qu'offrent les communes.

Soumises à l'action permanente des nombreuses causes que nous venons de passer en revue, les populations des Hautes-Alpes ne peuvent rester longtemps sans en ressentir les effets. Non-seulement ces causes réunies contribuent à la production du goître et du crétinisme, mais engendrent encore beaucoup d'autres affections dont nous n'avons point à nous occuper, et que nous ne ferons que mentionner ici : telles sont le rachitisme, la scrofule, la phthisie pulmonaire, les fièvres intermittentes qu'on a vu quelquefois prendre le caractère pernicieux.

2° CAUSES INDIVIDUELLES. — Après avoir passé en revue les causes qui agissent sur l'ensemble d'une population au sein de laquelle règne le goître endémique, nous en examinerons quelques autres qui sont individuelles, et nous verrons de quelle manière elles peuvent déterminer le goître et le crétinisme.

1° HÉRÉDITÉ. — Ainsi que la plupart des auteurs, nous considérons l'hérédité comme une des causes les plus évidentes. Les parents transmettent à leurs descendants, dans ce cas, comme dans beaucoup d'autres maladies, l'éclosion d'un germe sans cesse déposé en eux par l'action permanente d'une cause locale.

Tous ceux qui ont écrit sur le goître en ont rapporté des exemples irrécusables. Fodéré, dans son traité sur le goitre et le crétinisme, cite trois observations de goître héréditaire, dont une sur un nouveau-né. Voici l'ordre qu'il a observé dans la propagation du goître.

1° Si le goître n'est qu'accidentel et qu'il n'y ait qu'un des parents d'affecté, les enfants ne naissent pas goîtreux.

2° Ils naissent, au contraire, goîtreux, si de père en fils un goîtreux a épousé une goîtreuse pendant deux générations, et dans un pays où le goître est endémique; à la troisième génération, l'enfant qui naît est non-seulement goîtreux, mais il est encore crétin.

3° Un père faible, malsain, rachitique et à demi crétin, marié à une goîtreuse, produit des enfants goîtreux à la première génération.

Dans son rapport, la commission sarde cite le fait suivant : Sur 4,000 pères de crétins, plus de 1,000 ont eu le goître, et sur autant de mères, 1300 l'ont eu aussi ; ce qui fait que plus de la moitié des crétins ou goîtreux ont eu leurs pères et mères atteints de cette affection.

Puisque le vice de santé des parents peut s'étendre au fœtus dans l'acte de sa formation, nous comprenons toute l'importance qu'ont attachée certains auteurs à la question des mariages. Il est évident qu'un enfant né de parents goîtreux est prédisposé à contracter cette affection d'autant plus facilement, qu'il est appelé à vivre dans un milieu où une foule de circonstances agissent ensemble pour favoriser sa manifestation.

AGE, SEXE, TEMPÉRAMENT. — Le goître peut se développer à tout âge, mais on le voit apparaître principalement dans l'enfance et la jeunesse, à l'époque de la puberté dans les deux sexes. Il augmente de volume jusqu'à l'âge de 50 ans, époque à laquelle il reste généralement stationnaire.

Les femmes y sont beaucoup plus prédisposées que les hommes. Selon certains auteurs, elles le seraient, relativement aux hommes, dans la proportion de 5 à 1.

Un jeune docteur de mes amis m'a communiqué que dans le village qu'il habite, situé au pied du Jura (Beaufort), il a remarqué que la proportion était même beaucoup plus considérable.

Nous ne pensons pas que les tempéraments aient une influence marquée sur la production du goître. Nous avons vu à Briançon, chez des soldats du 87e de ligne, de tempéraments très-différents, arriver très-rapidement l'hypertrophie de la glande thyroïde.

PUBERTÉ, AMÉNORRHÉE, DYSMÉNORRHÉE, GROSSESSE, MÉNOPAUSE. — Comme nous l'avons dit plus haut, c'est surtout à l'époque de la puberté que le goître se développe chez les jeunes filles; il semble exister une sympathie entre les organes de la génération et le corps thyroïde; on l'a vu s'hypertrophier rapidement, chez des femmes dont la menstruation était irrégulière ou supprimée, douloureuse, et disparaître ou diminuer quand les règles reparaissaient.

On a souvent remarqué que le goître survenait chez les femmes enceintes, soit pendant le cours de la grossesse, soit pendant la parturition. Fodéré dit à ce sujet que dans les Alpes, les femmes qui ne sont pas goîtreuses avant le mariage le deviennent communément pendant la grossesse.

Nous citerons encore, comme causes pouvant occasionner le goître, les efforts de toute espèce; les cris, l'habitude du chant (Larrey); les accouchements longs et laborieux (Ferrus), les affections morales, vives, comme la terreur; l'habitude de porter des fardeaux pesants sur la tête, etc. etc., toutes causes qui agissent plus particulièrement dans la formation du goître sporadique.

Dans ces derniers temps, plusieurs médecins, et M. Charcot en particulier, ont observé une hypertrophie du corps thyroïde, se développant probablement sous l'influence d'une cause diathésique et coïncidant avec des palpitations du cœur, de l'exophthalmie. C'est cette hypertrophie qu'ils ont désignée sous le nom de *goître exophthalmique.*

Que conclure de tout ce qui précède, sinon que la cause première du goître nous est inconnue? Sans doute, toutes les causes que nous venons de passer en revue : l'humidité, l'absence d'iode, l'exposition des villages, la mauvaise installation des habitations, la mauvaise qualité des eaux, la présence des sels de magnésie ou de chaux, les mœurs, les habitudes, les mariages, la pauvreté, etc. etc.; toutes ces circonstances fâcheuses peuvent influer sur le développement du goître; mais il y a quelque chose de plus qui tient à la localité et qui nous échappe.

Quoique nous ne connaissions point le principe essentiel de la maladie, nous sommes moins en retard pour le traitement.

CHAPITRE IV.

TRAITEMENT DU GOÎTRE. — Nous le diviserons en prophylactique et en curatif.

1° *Traitement prophylactique.* Dans le pays où le goître est endémique, et notamment dans les Hautes-Alpes, souvent les lois de la plus simple hygiène n'existent point. Il est donc du devoir des autorités locales de les rétablir. Dessécher les marais, tracer des routes nouvelles, afin de faciliter les communications; encaisser les rivières, les sources, afin d'empêcher les eaux de s'étendre au loin sur les terres et s'évaporer ensuite; faire disparaître les eaux stagnantes, etc. etc. : toutes ces mesures auraient une influence marquée sur la diminution du goître.

L'insalubrité des maisons est si grande dans les vallées infectées des Hautes-Alpes, qu'elle doit nécessairement concourir au développement du goître. Nous savons qu'il est impossible de démolir les habitations pour en construire de nouvelles; cependant il nous semble qu'avec quelques précautions, on pourrait leur enlever quelques-unes de leurs incommodités; on défendrait, par exemple, de déposer autour des habitations ni fumier ni aucune ordure, qu'on y voit malheureusement que trop entassés. On veillerait à la construction des nouvelles maisons; on défendrait les réparations de celles qui tombent en ruine; on ferait abattre les arbres qui les entourent, et qui, par leur feuillage épais, les privent des rayons bienfaisants du soleil, et favorisent la stagnation de l'humidité.

L'alimentation est bien certainement une cause de dégénérescence chez les habitants des Hautes-Alpes; nous l'avons déjà dit, la plupart d'entre eux usent d'une nourriture grossière et peu substantielle. L'alimentation ne peut s'améliorer qu'avec l'augmentation de l'aisance; et celle-ci ne viendra qu'avec la facilité des communications : alors l'échange des produits permettra aux malheureuses populations d'avoir du pain plus frais et de meilleure qualité; elles pourraient se nourrir de viande, acheter même un peu de vin, ce qui relèverait leurs forces, et leur donnerait de l'énergie et du courage.

On a conseillé le changement de pays, les voyages, aux individus prédisposés ou déjà atteints de goître. Il est certain que ce moyen est le plus efficace de tous, mais il est d'une exécution très-difficile. Si l'on peut le conseiller à des personnes riches, à des soldats qu'on peut envoyer en convalescence, comment persuader au paysan de quitter sa chaumière et son champ? Et puis, le voudrait-il qu'il ne le pourrait pas, n'ayant pour vivre que la culture de ce champ.

C'est donc à l'hygiène privée que le médecin doit recourir : il est de son devoir de veiller à l'époque de la puberté, où le goître se développe de préférence; de traiter par des moyens appropriés l'aménorrhée, la dysménorrhée, et de faire attention à l'âge critique.

M. Grange dit que l'emploi du sel ioduré dans les endroits infectés serait d'une grande utilité pour prévenir le développement du goître.

«Pour guérir les populations rurales, dit-il, il faut mettre à leur disposition un remède qui ne coûte rien et facile à employer; il ne faut demander ni soins ni dépenses, sans quoi tous les efforts se briseront contre leur inertie; le sel marin ioduré, à la dose de 0,1 à 5 décigrammes d'iodure de potassium par kilogramme d'eau, remplit admirablement ces conditions.

«En France, il faut imaginer un moyen pour envoyer dans les pays à goître du sel ioduré; eh bien! on le trouvera, n'en doutons pas; car pour faire disparaître une affection qui est bien plus grave qu'on ne l'imagine, et pour préserver une population de 50,000 âmes, la dépense pour l'État serait d'environ 8,000 fr., c'est-à-dire insignifiante.»

M. Grange fait encore remarquer que l'usage journalier de ce médicament ne peut nuire en rien à la santé.

« Aux personnes, dit-il, qui pourraient craindre que ces sels n'eussent une fâcheuse influence sur l'organisation ou sur certaines fonctions, je répondrai que la dose d'iodure introduite ainsi dans l'alimentation sera encore inférieure à celle que prennent, sans s'en douter, les habitants des bords de la mer qui vivent de poissons et de mollusques, et à celle que contiennent les sels provenant des sources salines de certaines provinces de la chaîne des Cordillières, et qui sont journellement employés par une population considérable. »

Le moyen que propose M. Grange pourrait préserver les populations saines et améliorer celles qui sont déjà infectées. Nous croyons que l'autorité prendrait une mesure humanitaire en mettant à la disposition des localités où règne le goître du sel ioduré.

Une question importante à examiner dans la thérapeutique du goître, c'est l'hérédité. Il est du devoir du médecin d'user de son influence morale pour recommander les mariages assortis, de faire comprendre aux familles le danger de ces unions avec des individus malsains. Il conseillera à l'habitant du pays où le goître est endémique, de se marier au dehors. Il défendra surtout aux familles chez lesquelles le goître est héréditaire, de se marier entre elles.

Voilà le devoir du médecin. Malheureusement les conseils qu'il donne sont souvent méconnus; des questions d'intérêts poussent soit les filles, soit les garçons, à contracter des mariages avec des personnes riches, infectées de goître ou de crétinisme.

Il nous semble que la loi devrait s'occuper de cette question, et voir s'il n'y aurait rien à faire pour l'amélioration de ces races, si peu favorisées par la nature.

Résumant ce que nous venons de dire sur le traitement prophylactique du goître, voici en quelques lignes les moyens hygiéniques les plus pressants pour prévenir ou combattre cette affection :

1° Tracer de nouvelles routes, afin d'établir des communications avec les grands centres de population, et, par suite, améliorer le sort des habitants des vallées des Hautes-Alpes;

2° Dessécher les marais, encaisser les rivières ;

3° Veiller à la construction des maisons, d'après les lois de l'hygiène ;

4° Créer des règlements de police pour entretenir la propreté des maisons, faire abattre les arbres qui les entourent ;

5° Mettre à la disposition des populations des sels iodurés.

TRAITEMENT CURATIF.

Il comprend les moyens médicaux et les moyens chirurgicaux.

1° *Moyens médicaux*. On a employé une foule de médicaments contre le goître ; nous ne citerons que ceux qui ont eu le plus de vogue et le plus de succès.

A l'extérieur, on a recommandé l'emplâtre de Vigo *cum mercurio*, comme fondant ; les sachets de Morand, composés de folles fleurs de tan, chaux éteinte, 8 onces de chaque ; muriate de soude, 2 onces. Ce remède agit comme résolutif.

Arnaud de Villeneuve, qui professait à Montpellier au XIVe siècle, employait sous différentes formes les plantes maritimes. Il se servait de l'éponge torréfiée, qui est la base de plusieurs électuaires, tablettes, pastilles, potions contre le goître. Nous citerons les pastilles de Dubois, les tablettes de Fodéré, etc.

La poudre de Sancy a joui pendant longtemps d'une grande vogue ; elle est composée de plusieurs substances, parmi lesquelles se trouve l'iode ; on l'administre à la dose de 20 grains, trois fois par jour.

C'est entre les mains du Dr Coindet, de Genève, que l'iode est devenu un puissant médicament, et en particulier le spécifique du goître. Il l'employait à l'extérieur et à l'intérieur. A l'extérieur, il se servait d'une pommade composée de 2 à 4 grammes d'iodure de potassium pour 32 grammes d'axonge, dont on faisait des frictions matin et soir.

A l'intérieur, il donnait 48 grains d'iodure de potassium, dissous dans 1 once d'eau, ce qui représentait 36 grains d'iode; ou bien il prescrivait la teinture d'iode (48 grains d'iode pour 1 once d'alcool à 35°); il donnait 30 gouttes dans la journée en trois fois, 10 chaque fois dans un verre de sirop de capillaire : il expérimenta sur des centaines de goîtreux, et plus des $^2/_3$ de ces malades furent complétement guéris.

L'efficacité de l'iodure de potassium contre le goître est reconnue par tous les médecins; aussi est-ce ce médicament qu'on emploie aujourd'hui dans tous les pays infectés.

A l'hôpital militaire de Briançon, on donne aux soldats atteints de goître aigu l'iodure de potassium à la dose de 0,5; on l'élève jusqu'à 2 grammes 50 centigr.; on prescrit, en outre, des frictions avec la pommade iodurée trois fois par jour; et, comme régime, la portion entière de vin, les $^3/_4$ de la portion d'aliments; la tisane d'orge ou la tisane amère.

Ce traitement donne de bons résultats. Cependant nous avons vu, à leur sortie de l'hôpital, des malades chez lesquels le goître était plus volumineux qu'à leur entrée. Pour ceux-là, le seul moyen de guérison possible était le changement de pays, l'envoi immédiat en convalescence.

Après l'iode, viennent les préparations bromurées et mercurielles, le chlorhydrate d'ammoniaque, les préparations d'or, les pilules de savon, le sulfure de potasse en dissolution dans l'eau, etc. Leur emploi peut être, dans quelques cas, suivi de succès; mais nous pensons qu'on ne doit y avoir recours qu'autant que l'iode a échoué.

Enfin il est des cas où les moyens médicaux ne suffisent pas pour faire disparaître le goître, surtout les goîtres anciens et volumineux. Alors la chirurgie peut venir en aide et offrir, bien rarement il est vrai, quelques chances de succès.

2° *Moyens chirurgicaux.* La compression serait très-avantageuse si son application n'augmentait la gêne de la respiration et de la circulation. Celse et Heister ont conseillé les caustiques minéraux, et même le feu, pour détruire le goître. Sacchi, Bonnet (de Lyon), les ont mis de nouveau en usage. Il est très-difficile de limiter l'action des caustiques, et la lésion d'organes aussi importants que ceux qui avoisinent le corps thyroïde amènerait promptement la mort. Ces moyens ont dû être abandonnés.

Le vésicatoire a donné de bons résultats. M. Maunoir et Mayor (de Lausanne) ont employé le séton et ont obtenu des succès nombreux. Dupuytren vantait beaucoup ce procédé; mais, si l'on considère les accidents qu'il peut amener, tels que l'érysipèle, l'hémorrhagie, l'ulcération, la gangrène, on comprendra qu'on ne doit y avoir recours que dans des cas exceptionnels.

M. Velpeau a mis en usage l'incision et a réussi quelquefois. Il recommande de faire 4 à 6 incisions, suivant le volume de la tumeur, en donnant 1 pouce de long à chaque incision; puis il place une mèche effilée qui reste trois ou quatre jours, et la tumeur est traitée comme un abcès.

Mayor, Coster, Brodie, Cooper, ont obtenu de bons résultats de la ligature. Le premier faisait sur la tumeur une incision en T ou en V, puis il appliquait une ou plusieurs ligatures, après avoir isolé la tumeur. Cette méthode a réussi, il est vrai, entre les mains d'habiles chirurgiens, mais elle compte aussi beaucoup de revers; aussi est-elle rejetée de la pratique chirurgicale : Walter, Sacchi, Coster, ont fait avec succès la ligature des artères; mais c'est une opération trop grave pour être conseillée.

Plusieurs goîtres ont été guéris par les injections iodées.

L'extirpation a été rejetée par Haller, J.-L. Petit, Fabrice de Hilden; elle a donné en France de bien fâcheux résultats, essayée cependant par de grands praticiens, tels que Desault, Dupuytren, Blandin et Roux. Nous ne parlons de cette redoutable opération que pour la condamner.

Nous terminerons ce que nous avons à dire des moyens chirurgicaux, en général, en citant ici ce que dit M. le professeur Malgaigne, à propos du goître, dans son *Traité de médecine opératoire :*

« Le goître n'étant soumis à la médecine opératoire que quand il a acquis un volume considérable, on conçoit que tous les rapports anatomiques normaux doivent varier selon les cas. Toutefois le voisinage toujours très-proche des carotides, des jugulaires, des troncs nerveux, de la trachée, le nombre considérable de vaisseaux artériels où veineux qui parcourent la glande thyroïde, et dont le volume s'accroît avec celui de la glande; le voisinage du cœur, dont les aspirations peuvent attirer l'air à travers la plaie d'une veine : toutes ces circonstances donnent une haute gravité aux moindres opérations tentées sur la glande typhoïde à l'état de goître, quelle que soit d'ailleurs l'altération organique qu'elle ait subie. »

QUELQUES CONSIDÉRATIONS SUR LE CRÉTINISME.

Le crétinisme est une dégénérescence de l'espèce humaine qui règne endémiquement dans certaines contrées, et qui est caractérisée par une diminution, ou même l'abolition, des facultés intellectuelles, et un aspect particulier du corps, *sui generis, habitus.*

Avant le XVIe siècle, aucun auteur n'avait fait mention du crétinisme; depuis, Félix Plater et Josias Simler, le premier en 1500, le second en 1574, Haller en 1771, Saussure après son voyage dans les Alpes, ont signalé cette maladie. Fodéré fit ensuite un remarquable travail qui attira l'attention des médecins de tous les pays. En 1845, une commission sarde se mit à l'œuvre et établit un rapport que connaissent tous ceux qui se sont occupés de cette question.

De nos jours, MM. Ferrus, Niepce, Grange, Chatin, ont étudié cette maladie avec le plus grand soin.

Au dire des vieillards, le crétinisme aurait une origine assez récente dans les Hautes-Alpes; ils prétendent que dans leur jeunesse le goître seul sévissait. Ce qu'il y a de certain, c'est que depuis près de 60 ans, le crétinisme a augmenté énormément dans ces contrées ; car actuellement on le rencontre dans presque toutes les vallées ; aussi a-t-il attiré l'attention des populations effrayées.

Les crétins adultes ont généralement la tête volumineuse ainsi que les extrémités ; le visage plat, stupide, sans aucune expression ; leur stature s'élève très-rarement au-dessus de 1 mètre 50 centimètres et reste ordinairement entre 1 mètre et 1 mètre 23. Ils sont généralement de complexion frêle ; leur tissu cellulaire sous-cutané infiltré les fait paraître plus gras qu'ils ne sont ; leur peau est blafarde et rude.

Il y a presque toujours défaut de proportion entre les diverses parties de leur corps ; les vices de forme les plus intéressants à étudier sont ceux fournis par la tête. Nous donnerons ici la description du Dr Trombotto qui a observé les crétins dans les vallées du royaume sarde.

« La tête du crétin pubère, dit-il, est constamment écrasée de l'avant à l'arrière et large sur les côtés ; le front très-bas, et presque nul chezquelques-uns, fuit de l'avant en arrière en s'élevant insensiblement jusqu'au sommet, où la suture sagittale s'unit à la suture lamdoïde ; puis le crâne tombe verticalement, faisant une ligne droite avec la nuque et laissant toutefois 23 ou 25 centimètres de distance entre les deux oreilles. . . . .
. . . . »

Nous nous sommes convaincu de l'exactitude de cette description en examinant nous-même un assez grand nombre de crétins dans le Briançonnais. Quelquefois la boîte crânienne est très-épaisse, d'autres fois, mais plus rarement, elle est mince. Le cuir chevelu est épais, recouvert de croûtes et d'ulcérations, sale, et renfermant de nombreux parasites ; les cheveux sont rudes et comme crépus. Le front est, comme nous l'avons déjà dit, petit, fuyant en arrière ; le nez est court, très-large à la base, écrasé ; l'ouverture des narines est grande, les yeux sont petits ; la pupille se contracte lentement ; souvent les crétins sont affectés de strabisme convergent.

Les lèvres sont épaisses, l'inférieure pendante ; la bouche est très-large, béante, laisse voir des dents fort écartées, et presque toujours gâtées. La langue est très-épaisse et s'avance parfois en dehors de la bouche ; le crétin n'a presque jamais de barbe, un léger duvet recouvre ses joues.

Le cou est généralement gros et court ; presque toujours le crétin est affecté d'un goître volumineux ; cette coïncidence a donné lieu à une opinion que nous examinerons bientôt.

La poitrine est mal conformée, généralement applatie d'avant en arrière. Chez le crétin parfait, les organes génitaux sont presque nuls ; chez la femme, les mamelles sont flasques, pendantes.

Le sens de l'ouïe, chez le crétin, est presque toujours altéré ; les crétins parfaits sont généralement atteints de surdi-mutité ou leur voix est remplacée par une espèce de grognement.

Les sens du goût et de l'odorat sont presque abolis ; on voit souvent en effet ces malheureux se vautrer dans les ordures, et même avaler leurs excréments.

Leur sensibilité générale est ordinairement émoussée ; ils sont insensibles au chaud et au froid. Leurs forces musculaires sont très-faibles, la plupart d'entre eux vivant dans l'inaction la plus complète.

Ayant une organisation physique aussi imparfaite, les crétins ont, on le comprend, une intelligence presque nulle : ils sentent mal ou perçoivent mal ; ils ne peuvent exprimer les sensations les plus simples, n'ont presque aucune notion du bien et du mal. Les crétins parfaits se laisseraient même mourir de faim si on ne les faisait manger ; heureusement ces cas sont rares.

Il y a différents degrés de crétinisme ; nous avons adopté la classification faite par la commission sarde, l'ayant trouvée la mieux fondée.

La commission admet trois classes : elle appelle *crétins* ceux de la première classe ; ils sont doués seulement de facultés végétatives, n'ont point de langage articulé et sont dépourvus de facultés intellectuelles et reproductives. Chez les *crétins*, la respiration et la circulation sont très-lentes ; les fonctions digestives s'exécutent mal ; comme nous l'avons dit déjà, à peine s'ils éprouvent le besoin de prendre des aliments ; leurs sécrétions sont peu abondantes.

La deuxième classe renferme ceux que la commission appelle *semi-crétins ;* ils sont doués de facultés végétatives et reproductives ; leurs facultés intellectuelles sont très-limitées et correspondent aux seules impressions des sens.

Les *crétineux* forment la troisième classe. Ils possèdent des facultés végétatives et reproductives ; leurs facultés intellectuelles, tout en restant au-dessous de celles des autres hommes, sont bien plus étendues que chez les semi-crétins ; elles sont même susceptibles d'acquérir un certain développement. On peut, avec une grande patience, dresser les crétineux à faire quelques travaux simples, les rendre capables d'attachement, et même les guérir quelquefois, en les soignant jeunes. Ils ont le langage articulé ; on peut les comprendre soit par leurs paroles, soit par leurs gestes. Chez les *semi-crétins* et les *crétineux* surtout, les différentes fonctions s'exécutent assez bien.

Quelles sont les causes du crétinisme ? MM. Ferrus, Baillarger, Cerise, et Morel (de Rouen), dans les nécropsies de crétins qu'ils ont faites, ont presque toujours trouvé le système nerveux plus ou moins modifié. Pour eux, la cause du crétinisme gît dans le développement incomplet, irrégulier, et le plus souvent très-lent, du système cérébro-spinal. Ces altérations pathologiques sont-elles la cause ou la conséquence de cette dégénérescence de l'espèce humaine ? Nous laissons à d'autres observateurs plus érudits que nous le soin de répondre à cette question.

L'existence simultanée du goître et du crétinisme a naturellement conduit les auteurs à rechercher quel rapport il pouvait y avoir entre ces deux affections. Les uns ont vu dans le goître et le crétinisme une seule affection à deux degrés différents : le premier degré serait le goître; le second, le crétinisme. Ceux qui ont cette opinion s'appuient sur ce que le goître et le crétinisme existent fréquemment dans le même pays. Nous admettons très-bien que parmi les nombreuses causes qui concourent à la production du goître, quelques-unes aient une action sur le crétinisme. Mais quelle différence ne trouvons-nous pas entre l'homme simplement goîtreux et le crétin ? L'homme simplement goîtreux, à part cette infirmité, est bien constitué, sain; son intelligence est ordinaire et même quelquefois supérieure. Le crétin au contraire n'a d'humain que la forme; encore est-elle profondément modifiée. Dans la description que nous en avons faite, nous avons dit combien son intelligence est faible, si elle n'est pas nulle. Le crétin parfait n'a pas même l'instinct de l'animal.

Aux médecins qui ont prétendu que le goître conduisait forcément au crétinisme, nous ferons remarquer qu'il existe des pays où le goître règne endémiquement à l'exclusion du crétinisme. Dans le Jura, le Noyonnais et le Soissonnais, le goître est endémique depuis un temps immémorial; si le crétinisme devait arriver forcément à la suite du goître, on trouverait des crétins dans ces contrées; cependant il n'en existe point ou du moins très-peu : de plus, on rencontre des crétins qui ne sont pas goîtreux.

Nous pensons que le goître et le crétinisme sont deux maladies distinctes, mais pouvant dépendre des mêmes causes, et nous ne croyons point à la nécessité de la coexistence de ces maladies. Le goître est une affection purement locale et le crétinisme une affection générale.

Voici les conclusions du rapport que la commission sarde fit sur ce sujet :

«La commission, considérant la réunion de ces deux maladies comme une complication accidentelle, croit pouvoir conclure :

« 1° Que le nombre plus grand de goîtres dans un pays n'y donne pas lieu à un plus grand nombre de crétins;

« 2° Que si, dans certaines régions, le nombre plus grand de goîtres se trouve accompagné d'un plus grand nombre de crétins, cela ne tient à aucune influence de l'un sur l'autre, mais seulement à ce que, parmi les nombreuses causes qui concourent au développement du crétinisme, quelques-unes peuvent aussi contribuer à la production du goître ;

« 3° Que, parmi les causes qui peuvent engendrer seulement le goître, se rencontrent presque constamment chez nous la mauvaise qualité des eaux potables, la mauvaise nourriture, et souvent l'hérédité du côté de la mère. »

Quelques hommes de bien se sont spécialement occupés du traitement du crétinisme et ont eu le bonheur d'enregistrer quelques succès. On a parlé de la séquestration dans des établissements spéciaux des enfants crétins ou qui tendent à le devenir.

M. le Dr Guggenbühl, ce généreux philanthrope, a fondé, à cet effet, un établissement situé sur un plateau élevé du canton de Berne; tout le monde a entendu parler du bel établissement de l'Abendberg. C'est là que M. Guggenbühl a donné asile à une foule de malheureux atteints de crétinisme; d'heureux résultats sont venus récompenser son dévouement.

Rien de plus simple que son système d'éducation; il a cherché d'abord à réunir dans l'Abendberg toutes les conditions hygiéniques désirables. Il enlève au foyer d'infection le jeune crétin pour le transporter dans son établissement; là il entoure sa plus tendre enfance de soins tout paternels ; il développe son corps par une gymnastique raisonnée, et lorsqu'il trouve le physique assez développé, c'est alors qu'il s'adresse à son intelligence; car l'éducation est le seul moyen de relever autant que possible ces êtres misérables et incomplets dont nous avons esquissé le portrait. L'étendue que comporte notre sujet ne nous permet pas de citer ici tous les moyens que M. Guggenbühl emploie pour l'éducation physique et morale des crétins. Disons seulement qu'il a entrepris avec une patience admirable, pour améliorer leur sort et perfectionner leurs facultés si incomplètes, ce qu'on a déjà fait pour les aveugles et sourds-muets de naissance. Il a obtenu un assez bon nombre de succès chez ceux que nous avons désignés sous le nom de *crétineux*, et il est parvenu à rendre à la société des hommes que le malheur semblait en avoir exclus à jamais.

Ne pourrait-on pas, à l'exemple de M. Guggenbühl, créer des établissements où l'on emploierait la méthode mise en usage à l'Abendberg; de cette manière, les malheureux crétins ne seraient plus abandonnés, recevraient quelque éducation ou du moins les soins les plus urgents. Espérons qu'un jour on s'occupera de cette question humanitaire.

Avant de terminer notre travail, nous ne pouvons passer sous silence un moyen qui déjà a été proposé et qui contribuerait puissamment, nous le pensons du moins, à faire diminuer le nombre des crétins dans les endroits les plus affectés; nous voulons parler de l'abolition du recrutement dans ces endroits.

Comme nous l'avons dit au commencement de notre travail, il y a des vallées dans les Hautes-Alpes où l'on rencontre à peine quelques hommes propres au service militaire, et où le reste de la population est atteint de goître et de crétinisme à divers degrés. Le recrutement enlève ces quelques hommes dont la constitution a résisté aux causes débilitantes générales. Ils auraient pu procréer des enfants sains comme eux; on les arrache à leur sol natal, et ils reviennent rarement s'y fixer après leur libération.

Ne pourrait-on pas suspendre pendant quelques années le recrutement dans certaines vallées des Hautes-Alpes, conserver à ces vallons quelques bras vigoureux, quelques intelligences saines? On forcerait ceux que le sort aurait désignés pour être soldats à résider dans leur canton; ils accepteraient, nous en sommes persuadé, avec joie et reconnaissance.

Nous avons emprunté pour la joindre à notre travail, à l'ouvrage de M. Niepce, la statistique du goître et du crétinisme dans le Briançonnais.

Tableaux Statistiques du Goitre & du Crétinisme

dans le Département des Htes Alpes.

Arrondissement de Briançon

Désignation des Communes	Population	Garçons atteints de			Filles atteintes de			Total
		Crétinisme	Goitre	Goitre & Crétinisme	Crétinisme	Goitre	Goitre & Crétinisme	
Canton de Briançon								
Briançon	2939	16	52	13	10	67	14	172
Cervières	895	1	4	2	1	9	1	18
Mont Genèvre	383	1	12	3	3	16	4	39
Névache	877	2	10	1	4	18	3	38
Puy St André	506	39	60	32	34	58	27	250
Puy St Pierre	432	11	15	12	9	17	3	67
Val des Prés	700	6	37	5	3	49	5	105
Villard St Pancrace	1045	9	23	12	13	91	14	161.
Totaux	7777	85	213	80	47	325	71	850
Canton du Monêtier								
Le Monêtier	2594	3	34	7	8	15	10	67
La Salle	1328	1	12	3	2	19	5	42
St Chaffrey	1316	21	118	27	20	96	14	296
Totaux	5238	25	164	37	30	130	29	405
Canton de la Grâve								
La Grâve	1886	1	23	7	2	16	2	51
Villard d'Arène	477	"	11	2	1	13	3	30
Totaux	2363	1	34	9	3	29	5	81
Canton d'Aiguilles.								
Abriès	1838	"	"	"	"	"	"	"
Aiguilles	983	3	18	5	"	21	5	52
Arvieux ?	965	2	33	21	2	39	10	107
Château-ville-vieille	1378	1	17	"	"	12	2	22
Molines	1030	2	32	5	3	47	3	92
Ristolas	643	"	11	2	"	9	1	23
St Véran	800	1	19	3	1	28	2	54
Totaux	7637	9	120	36	6	156	23	350
Canton de l'Argentière.								
L'Argentière	1196	10	34	13	11	42	8	118
La Bessée	800	13	285	27	15	242	21	603
Puy St Vincent	809	37	139	32	20	143	42	413
La Roche	777	7	21	17	3	28	12	88
St Martin de Queyrières	1447	2	17	5	3	14	7	49
Vallouise	1135	33	208	32	20	217	42	552
Les Vigneaux	457	12	23	17	4	35	21	112
Totaux	6621	114	727	143	76	721	153	1.935

QUESTIONS

SUR

LES DIVERSES BRANCHES DES SCIENCES MÉDICALES.

Physique. — De la force du cœur, et de son action sur les liquides qu'il met en mouvement.

Chimie. — Des caractères distinctifs des sels de plomb.

Pharmacie. — Quels sont les vins médicinaux, les teintures alcooliques et acétiques, qui ont l'opium pour base? Établir les rapports et les différences entre les diverses préparations.

Histoire naturelle. — Comparer entre elles les deux familles des graminées et des cypéracées; indiquer les médicaments fournis par chacune d'elles.

Anatomie. — Des rameaux fournis par le facial pendant son trajet dans l'os temporal.

Physiologie. — De l'apparence microscopique du sang.

Pathologie interne. — Des changements de proportion entre les divers éléments du sang dans les maladies inflammatoires.

Pathologie externe. — Des fractures simultanées des deux os de la jambe.

Pathologie générale. — Des signes fournis par les matières expectorées dans les maladies.

Anatomie pathologique. — Les helminthes intestinaux peuvent-ils perforer le canal digestif?

Accouchements. — De l'épilepsie chez les femmes enceintes.

Thérapeutique. — Des principales indications de la médication vomitive.

Médecine opératoire. — De la méthode d'Anel dans le traitement des anévrysmes.

Médecine légale. — Des caractères cadavériques de la mort par le froid.

Hygiène. — Des vapeurs que dégage dans l'air la combustion des matières employées pour l'éclairage.

Vu, bon à imprimer.

MONNERET, Président.

Permis d'imprimer.

Le Vice-Recteur de l'Académie de Paris,

ARTAUD.

www.ingramcontent.com/pod-product-compliance
Lightning Source LLC
LaVergne TN
LVHW012005160826
845678LV00002B/688

* 9 7 8 2 3 2 9 6 6 6 9 4 5 *